AF319813

RAPPORT MÉDICAL

SUR

L'EXPLOSION DU 17 SEPTEMBRE

A L'ARSENAL D'ARTILLERIE

ET SUR

LE TRAITEMENT PRESCRIT AUX BLESSÉES

DE LA SALLE SAINTE-ÉLISABETH (A BONSECOURS)

PAR

M. le docteur WARIN

Médecin des hôpitaux & hospices civils de la ville de Metz
de l'institution libre de Saint-Clément, de la poudrerie impériale
Ancien médecin de l'administration des douanes
Membre de plusieurs sociétés savantes nationales & étrangères

Adressé à l'administration des hôpitaux & hospices civils de la ville de Metz

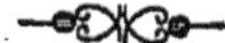

METZ

TYPOGRAPHIE ROUSSEAU-PALLEZ, ÉDITEUR

Libraire de l'Académie impériale

14, RUE DES CLERCS

1868

Messieurs,

L'explosion de l'Arsenal, du 17 septembre, a été, pour
l'administration des hôpitaux civils de Metz, l'occasion de
montrer les ressources dont elle peut diposer pour répondre
à toutes les charges qui lui incombent dans l'assistance
publique de notre cité.

Disposer le rez-de-chaussée de l'hôpital Bonsecours, où
se trouvent trois salles contenant 75 lits, y recevoir 53 des
victimes de cette catastrophe, les coucher et surtout panser
leurs affreuses blessures, le tout en moins de trois heures,
est un résultat qui fait honneur à cet établissement hospitalier. Ce résultat important a été obtenu, grâce aux promptes
et sages mesures prises par M. l'administrateur, à l'activité
intelligente des religieuses de toutes nos communautés de
Saint-Vincent de Paul, et au concours empressé des médecins
civils qui sont venus aider leurs confrères des hôpitaux.

Il me semble utile que les archives de l'administration
des hospices conservent la relation médicale de ce qui s'est
fait à Bonsecours à la suite de ce triste événement ; aussi,
arrivé à la première heure, il m'appartient, je crois, comme
au plus ancien des médecins des hôpitaux civils, présents
ce jour-là à Bonsecours, de vous signaler les faits principaux, de vous dire comment a été organisé ensuite un service médical permanent, et quelles mesures hygiéniques
ont été prises de concert avec l'infatigable M. Gault.

Comme il importait grandement d'établir l'état civil de chacune de ces malheureuses femmes, les médecins chargés de la direction du service des trois salles, prirent immédiatement leurs noms, leurs prénoms, leur âge, leur demeure.

Une seule d'entre elles, couchée au n° 3 de la salle Sainte-Élisabeth , ayant perdu la voix, étant expirante, ne put fournir les renseignements nécessaires, et ce ne fut que plus tard, quelques jours après sa mort, que l'administration municipale fut fixée sur son identité.

Sont arrivés à Bonsecours immédiatement après l'explosion, MM. les docteurs Herpin, Dufourq, Ouzaneau, Warin, Roussel, Saunois, Winsback, Gilbrin, d'Ars-sur-Moselle. Plus tard MM. Didion, Michaux, Toussaint, Quarante, Boyer, Bamberger, Job, Eugène Marchal, Périn, sont venus partager les fatigues de tous. M. Defer, absent pour cause de maladie, bientôt prévenu , se hâta d'accourir prendre la direction de son service.

Les 13 cadavres apportés à l'hôpital furent placés dans la cour de Bonsecours ; on les mit sur un lit de paille, on eut soin de les couvrir et d'employer les désinfectants les mieux appropriés. Plusieurs étaient dans un état impossible à décrire ; la carbonisation avait, pour ainsi dire, effacé les formes humaines. Un grand nombre de morts n'avaient pu être que difficilement reconnus. Des têtes complètement déformées, des membres détachés, des lambeaux épars montraient la violence de l'explosion et les terribles effets de l'incendie. Durant les 30 premières heures, il y eut 15 décès, et les corps furent placés dans la cour près des premiers cadavres [1].

[1] Lors de l'explosion, plusieurs cadavres de militaires, déposés à Bonsecours, furent transportés le lendemain à l'hôpital militaire, ainsi que le corps d'un artilleur, qui succomba dans nos salles après 20 heures de souffrances.

L'ordre le plus parfait fut observé dans cette triste circonstance, et le nom de la personne décédée fut inscrit sur chaque cercueil ; en outre, un morceau de papier, portant le nom de la victime, fut attaché au linceul.

Dirai-je le spectacle que nos salles de Bonsecours, ordinairement si calmes, offrirent ce jour-là à tous ceux qui devaient y avoir accès. Je n'essayerai pas de dépeindre ce qu'avait de lugubre, de désolant, l'aspect de nos brûlées. Quand on n'a pas entendu les plaintes, les gémissements, les cris de douleur des victimes, on ne peut se figurer ce qu'avait de pénible, de navrant, l'accès des salles de l'hôpital. Ah ! je n'oublierai jamais la nuit du 17 au 18 septembre ! L'ordre qui a régné au milieu de ces scènes de désolation atteste la bonne entente du service hospitalier, et M. l'administrateur dira le zèle dévoué des médecins civils qui sont venus partager, avec leurs confrères des hôpitaux, et la fatigue d'un service médical de jour et de nuit, et celle des longs pansements des nombreuses victimes de cette triste catastrophe.

Dois-je le dire, justice a été rendue à tant d'efforts, car Son Excellence M. le maréchal Bazaine, lors de sa visite à Bonsecours, constata combien les soins médicaux avaient été promptement donnés à toutes ces victimes, objets de sa sollicitude bienveillante.

Ces soins de tous les instants ne se sont point démentis, et M. le général de division d'Aurelle de Paladines, dans ses nombreuses visites à Bonsecours, parut aussi le constater. Quoiqu'il en soit, le médecin accomplit toujours ses devoirs professionnels, et continue son œuvre de dévouement.

L'appui moral des hauts fonctionnaires civils n'a pas fait défaut à nos pauvres blessées, et chaque jour M. le Préfet de la Moselle ou ses délégués, M. le Maire de Metz ou ses adjoints, venaient, par leurs témoignages d'intérêt et de sympathie, relever le courage de ces malheureuses. L'administration des hospices, si dignement représentée à Bonsecours par l'honorable M. Gault, peut hautement reconnaître le zèle, l'intelligence, la sage direction qui présidèrent à l'organisation si difficile du service hospitalier; ai-je besoin d'ajouter que M. l'aumônier, que l'excellente supérieure de Bonsecours et les dignes filles de Saint-Vincent de Paul, toujours si dévoués, se surpassèrent encore dans ces tristes moments?

Mgr l'Évêque, à son retour d'un long voyage, vint immédiatement porter aux pauvres victimes l'expression de sa paternelle sollicitude.

Un premier rapport médical sommaire, demandé par l'aide-de-camp de Son Excellence, M. le Maréchal ministre de la guerre, fut, par l'ordre de M. l'Administrateur de Bonsecours, rédigé dès le 19 septembre au matin. Il relatait les faits principaux qui s'étaient passés à l'hôpital, les efforts de tous, les mesures hygiéniques, l'organisation d'un service médical permanent pour apporter des secours efficaces à tant de souffrances. On pouvait dès lors pressentir, ce que je fis, la désespérante mortalité qui, malgré tout, suivrait la terrible catastrophe de l'Arsenal. En effet, des brûlures étendues et profondes, des fractures, des plaies contuses, des désordres internes, tant de lésions diverses, jointes à la commotion morale des victimes, devaient certainement avoir des effets désastreux; aussi je ne saurais mieux confirmer mes appréciations premières et faire ressortir la gravité de toutes ces blessures qu'en donnant la statistique des décès pendant les quatre premiers jours qui suivirent l'explosion du 17 septembre.

(Voir le tableau ci-contre).

TABLEAU

des décès arrivés pendant les quatre premiers jours qui ont suivi l'explosion du 17 septembre 1868.

Nos D'ORRE.	NOMS ET PRÉNOMS.	AGE	MARIÉES, VEUVES OU CÉLIBATAIRES.	DOMICILE.	DATE DU DÉCÈS.	OBSERVATIONS.
1	SIMON (Jeanne)	»	femme JACOB, ferblantier	rue du Pontiffroy, 11	17 septembre	cadavre amené à Bonsecours.
2	GAILLOT (Barbe)	»	femme CHAGOT (Jean)	— Vigne-Saint-Avold, 18	—	—
3	RENOUARD (Marie)	»	veuve HALLÉ	— Pilâtre-des-Roziers, 8	—	—
4	SIMONIN (Élisabeth)	»	femme LOISON (François)	— des Augustins, 10	—	—
5	AIMÉ (Marguerite)	»	veuve BARBÉ	r. du Rempart-des-Allemands, 17	—	—
6	CHAUVAUX (Marie)	»	femme STUVENEL	rue du Paradis, 40	—	—
7	MILLIÈRE (Élisabeth)	»	femme GOMIER	— Boucherie-St.-Georges, 4	—	—
8	REB (Rose)	»	célibataire	à Plantières (près Metz)	—	—
9	URBAIN (Émilie)	»	—	rue des Allemands, 122	—	—
10	MATHIS (Marie)	»	femme CLAUSSE	— du Paradis, 32	—	—
11	MOUJON (Barbe-Luce)	»	célibataire	— Braillon, 2	—	—
12	LAFERAIRIE (Joséphine)	»	—	— de l'Abreuvoir, 6	—	—
13	SCHELL (Barbe)	26 ans	—	— Saint-Ferroy, 8	—	décédée à l'hôpital Bonsecours.
14	SCHWALBACH (Marie)	»	—	— des Jardins, 30	—	—
15	VAUCLAIR (Marie)	16 ans	—	— de la Basse-Seille, 8	—	—
16	LÉONARD (Marguerite)	37 —	femme VUILMAIN (Simon)	— Vigne-Saint-Avold, 2	—	—
17	LOYOT (Marguerite)	»	célibataire	— du Pontiffroy, 16	—	—
18	GILLET (Catherine)	»	fe HILDEBRAND (François)	— du Paradis, 7	—	—
19	KLEBERT (Joséphine)	»	célibataire	— de l'Arsenal, 66	—	—
20	POUYTES (Marie)	»	fe SCHMITT (François-Xavier)	— du Jardin-Botanique, 3	18 septembre	—
21	MONTMÉDY (Joséphine)	15 ans	célibataire	— Saulnerie, 7	—	—
22	AUGUSTE (Marie)	25 —	—	— du Pontiffroy, 103	—	—
23	KLEINHEINTZ (Marie)	48 —	femme HAMANN	— du Wad-Bouton, 9	—	—
24	SCHU (Catherine)	15 —	célibataire	— de la Basse-Seille, 8	—	—
25	DELOISON (Marie)	56 —	femme WASMER (François)	— de l'Arsenal, 94	—	—
26	RENAUD (Marguerite)	60 —	veuve MAZAREAU (Michel)	— de la Hache, 3	—	—
27	DESPERVILLER (Joséphine)	50 —	femme AUBURTIN (Pierre)	— Saulnerie, 97	—	—
28	LEVERT (Augustine)	30 —	femme TARSSE (Louis)	— Braillon, 6	19 septembre	—
29	HARANG (Marie)	16 —	célibataire	— Saint-Eucaire, 4	—	—
30	PIERRON (Marie)	20 —	—	— du Pontiffroy, 11	—	—
31	DECKER (Marguerite)	16 —	—	— de la Basse-Seille, 16	—	—
32	HERMANN (Catherine)	»	femme BRAUSEN (Nicolas)	— du Wad-Billy, 16	—	—
33	HOUSSOT (Joséphine)	15 ans	célibataire	— de la Baue, 1	20 septembre	—
34	BAZIN (Anne)	18 —	—	— Cambout, 15	—	—
35	MUSCAT (Claudine)	27 —	—	— Saint-Ferroy, 17	—	—

Après cet exposé général, je désire fixer votre attention, Messieurs, sur les brûlures, sur les lésions graves, résultant de l'explosion de l'Arsenal ; ensuite je dirai les causes qui ont influé sur l'étendue de ces brûlures, sur leur profondeur, puis sur les symptômes principaux, sur le pronostic, et enfin je parlerai des différents traitements qui ont été suivis dans la salle Sainte-Élisabeth.

Ne croyez pas, Messieurs, que je veuille faire ici une étude complète sur les brûlures en général ; je me contenterai dans ce travail d'examiner les questions principales qui se rattachent aux diverses lésions constatées sur les malades de mon service. Pour bien faire comprendre certaines expressions dont je me servirai en décrivant les brûlures observées sur chacune de mes malades, pour bien établir leur degré de gravité, je vais faire connaître la classification des brûlures par Dupuytren, classification généralement admise par les médecins.

Dupuytren, qui dans ses leçons cliniques, a consacré aux brûlures une importance que ces lésions méritent, non-seulement par leur fréquence, mais surtout par leur gravité, établit six degrés ainsi caractérisés : 1º érythème ou phlogose superficielle de la peau, sans formation de phlyctènes ; 2º inflammation cutanée avec décollement de l'épiderme et développement de vésicules remplies de sérosité ; 3º destruction d'une partie de l'épaisseur du corps papillaire ; 4º désorganisation de la totalité du derme jusqu'au tissu cellulaire sous-cutané ; 5º réduction en eschares de toutes les parties superficielles et des muscles jusqu'à une distance plus ou moins considérable des os ; 6º carbonisation de la totalité de l'épaisseur de la partie brûlée.

Tous les corps qui dégagent du calorique, à un certain degré, peuvent, dit Vidal de Cassis, produire la brûlure. Les corps brûlent : 1º par le calorique qu'ils rayonnent ;

2º par la flamme qui les entoure ; 3º par le contact direct. Ainsi rayonnement du calorique, action de la flamme et application des corps comburants. Tels sont les divers points de vue sous lesquels je vais expliquer comment les brûlures de nos malades ont été produites.

Quand on se rappelle de quelle manière a eu lieu l'explosion et l'incendie qui s'en est suivi, on comprend aussitôt que les malheureuses femmes que contenait l'atelier se soient soustraites le plus vîte possible à l'action du calorique dégagé par les matières incandescentes, et que les brûlures par rayonnement ne sont assurément pas celles qui doivent fixer notre attention ; elles ne pouvaient offrir que peu de gravité relativement ; il n'en est pas de même de celles qui sont dues à l'action de la flamme et au contact des corps comburants.

« L'action de la flamme brûle non-seulement instanta-
» nément à la manière des corps immédiatement appliqués
» sur les parties, mais elle entraîne encore avec facilité les
» substances animales à partager le mouvement de combus-
» tion dont elle est elle-même le produit. Ces substances se
» dessèchent promptement, bouillonnent en quelque sorte,
» se racornissent et se consument bientôt en produisant
» une flamme nouvelle qui s'ajoute à la première, augmente
» son activité et étend ses ravages. On sait avec quelle
» prodigieuse rapidité les vêtements enflammés brûlent à
» de grandes profondeurs les parties qu'ils recouvrent ; la
» lésion est souvent portée au dernier degré de gravité, et
» la mort en est ordinairement la suite [1]. »

Quand on songe que le jour de l'explosion il faisait une chaleur de 22 degrés, que les malheureuses victimes de

---

[1] *Traité de pathologie externe et de médecine opératoire*, Vidal de Cassis, tome I, page 341.

l'Arsenal portaient des vêtements flottants, que les jupes et les petites camisoles ont dû s'enflammer avec une grande rapidité, on s'explique comment les brûlures ont été si graves.

Le contact direct des corps comburants a agi de deux manières dans cette triste circonstance : 1° par les gaz, résultat de la déflagration de la poudre et des cartouches qui ont fait explosion ; 2° par l'action des corps solides en ignition.

Les gaz en combustion ont pu agir sur de larges surfaces et pénétrer dans certaines cavités, comme les fosses nasales la bouche, etc., et y causer les plus grands désordres ; tandis que les corps solides en ignition ont dû produire des brûlures limitées, puisqu'elles ont été bornées à peu près à l'étendue des surfaces sur lesquelles les corps en ignition ont porté ; par là même on comprend que ces brûlures intéressent les organes dans une plus grande partie de leur épaisseur.

Comme l'ont fait tous les auteurs qui ont écrit sur les brûlures, j'insisterai sur ce point important de l'action de la flamme sur les tissus vivants. Les auteurs du *Compendium de chirurgie* établissent que « la flamme a une intensité » variable suivant les corps dont elle émane ; » ils ajoutent : « quelle que soit au reste son origine, elle a toujours une » action beaucoup plus énergique que le calorique rayon- » nant ; elle s'attache aux parties qu'elle touche, et les » entraîne facilement, suivant la remarque de Dupuytren, » à partager le mouvement de combustion dont elle est » elle-même le produit. Soumises à son action, les subs- » tances animales se dessèchent, se racornissent, bouil- » lonnent en quelque sorte, et se consument en produisant » une flamme nouvelle qui s'ajoute à la première, augmente » son activité et étend ses ravages ; de sorte que, dans ce » cas particulier, intervient un nouvel élément, l'embra-

» sement des tissus vivants qui, tout à la fois brûlés et
» brûlants, ajoutent par leur propre combustion à l'activité
» du calorique extérieur, et rendent plus énergique son
» effet sur les parties voisines. Des portions de membres
» et des membres entiers peuvent être. ainsi consumés.
» C'est ce qu'on a l'occasion d'observer trop souvent sur les
» malheureux qui se trouvent surpris par un incendie et
» arrêtés au milieu des flammes ; dans le cas même où
» l'incendie se borne aux vêtements, il est rare que quelques
» parties du corps ne soient pas escharifiées plus ou moins
» profondément [1]. » Si j'insiste sur l'action de la flamme,
c'est qu'elle a joué un rôle capital dans les productions des
brûlures.

Dans l'atelier où se faisaient les cartouches, nécessairement de la poudre se répandait sur le sol et s'attachait aux
vêtements, comme de fins grains de sable. Cette poudre,
aussitôt enflammée, mit le feu à tout ce que contenait
l'atelier, et la toiture toute incandescente vint écraser ces
malheureuses femmes et rendre encore plus effroyable
l'action de ce vaste foyer.

Ne croyez pas, Messieurs, que pour expliquer les résultats
de l'explosion de l'Arsenal, je veuille vous parler de la combustion de la poudre et des effets chimiques qui ont pu avoir
leur part dans la gravité des blessures. Ce sujet est trop
étranger à mes études habituelles pour que je m'en occupe
ici. Il me suffira de vous dire que de la combustion de la
poudre il résulte : 1° des gaz ; 2° des matières pulvérulentes
qui forment la fumée ; 3° un résidu solide.

Loin de moi la pensée de vous parler des recherches et
des expériences faites par Proust, Gay-Lussac, le docteur
Brewster d'Edimbourg, de M. Chevreul qui ont étudié ce

---

[1] *Compendium de chirurgie pratique,* tome I, page 285.

sujet à diverses époques, ni des études particulières aux-quelles se livrent les officiers du corps savant de l'artillerie, sans oublier ce qu'a écrit à ce sujet M. le commandant Vignotti. Je donnerai seulement le résultat de l'analyse de MM. Bunsen et Schiskoff publié dans les annales de Poggendorff [1].

Gaz.

Acide carbonique	52,67
Azote.	41,12
Oxyde de carbone	3,88
Hydrogène.	1,21
Acide sulfydrique	0,60
Oxygène.	0,52
Protoxyde d'azote	0,00
	100,00

Matières pulvérulentes, fumée.

Sulfate de potasse.	65,29
Carbonate de potasse.	23,48
Hyposulfite de potasse.	4,90
Sulfure de potassium.	0,00
Hydrate de potasse.	1,33
Sulfocyanure de potassium. . .	0,55
Azotate de potasse.	2,48
Charbon.	1,86
Sesqui carbonate d'ammoniaque.	0,11
Soufre	0,00
	100,00

Résidu solide.

Sulfate de potasse.	56,62
Carbonate de potasse.	27,02
Hyposulfite de potasse.	5,57
Sulfure de potassium.	1,06
Hydrate de potasse.	1,26
Sulfocyanure de potassium. . .	0,86
Azotate de potasse.	5,19
Charbon.	0,97
Carbonate d'ammoniaque. . . .	0,00
Soufre	0,00
	100,52

[1] Poggendorff's Annal. B^d CII, 338.

Qui ne comprend que les matières pulvérulentes, que le résidu solide qui se produisirent dans la déflagration d'une si grande quantité de poudre n'aient dû s'attacher aux vêtements des victimes et en activer la combustion. Ce qui explique la gravité des brûlures observées.

La température de la flamme de la poudre à l'air libre est de 2,993° centigrades. Bien que cette énorme température, théoriquement déterminée, ait dû être considérablement abaissée par les pertes de calorique, on frémit en songeant à l'effroyable fournaise où se débattaient convulsivement tant de malheureux.

L'état de la peau modifie également le degré de la brûlure ; si elle est très-fine, si l'épiderme qui la recouvre a peu d'épaisseur, si par suite de la constitution et des formes de la femme, il y a beaucoup de tissus adipeux soumis à l'action du calorique, les brûlures seront nécessairement étendues et profondes. La présence ou l'absence de vêtements déterminent aussi des modifications variées dans les brûlures : lorsque le feu prend aux vêtements, les lésions sont considérables et souvent mortelles, parce qu'elles sont à la fois très-profondes et très-étendues. J'ajouterai encore que la forme, comme la nature des vêtements, leur degré de combustibilité, a une grande influence sur les résultats.

La plupart des ouvrières de l'Arsenal ne portaient que des vêtements flottants, des pardessus en tissus légers, une chemise, deux jupes, une crinoline ; quelques-unes avaient un corset, et d'autres, en très-petit nombre, portaient des corsages plats en fort coutil ou en étoffe de laine. De là encore une différence notable dans les effets des brûlures, suivant le degré de combustibilité des étoffes. Ainsi, les femmes ayant des corsages en laine, en coutil, ou des corsets, eurent des brûlures plus profondes au dos, à la poitrine.

Les circonstances diverses où se sont trouvées toutes les

infortunées victimes de cette effroyable catastrophe, font comprendre les variétés nombreuses observées dans la profondeur et dans l'étendue de ces lésions.

Je ne saurais non plus passer sous silence les blessures graves observées à Bonsecours. Outre des brûlures affreuses, quelques-unes de ces malheureuses femmes avaient des fractures comminutives avec plaie et hémorrhagie ; des plaies déterminées par des morceaux de verre, par des éclats de bois enfoncés profondément dans les tissus, et enfin des plaies contuses et des contusions profondes avec ecchymose.

Ces différentes lésions ont nécessité des modifications dans le traitement des brûlures, et pour chacune des malades placées dans la salle Sainte-Élisabeth, j'aurai soin de les signaler dans l'observation sur chacune d'elle, et aussi dans la partie de ce travail consacrée au traitement.

Les femmes blessées furent successivement placées, le 17 septembre, à leur arrivée à Bonsecours, 16 dans la salle Sainte-Anne, 25 dans la salle Sainte-Marie, et enfin les 12 dernières dans la salle Sainte-Élisabeth.

Je ne parlerai à l'avenir que des 12 femmes de cette salle dont je voulus prendre la direction, laissant à M. Ouzaneau, suppléant M. Defer, la salle des femmes blessées ou Sainte-Anne ; à M. Saunois, la salle Sainte-Marie : division qui reçut l'approbation entière de M. l'Administrateur de Bonsecours.

Je vais maintenant, dans un tableau succinct, noter les lésions observées sur les 7 femmes blessées qui ont succombé, puis je donnerai l'observation complète des 5 brûlées qui sont aujourd'hui complètement guéries.

Dans chacune des cinq observations j'aurai soin d'indiquer les particularités qui méritent de fixer l'attention des praticiens, et je ne négligerai rien des détails qui peuvent éclairer les médecins sur tout ce qui se rattache soit aux symptômes observés, soit au traitement.

NOMS et PRÉNOMS.	AGE.	MARIÉES, VEUVES ou CÉLIBATAIRES.	DOMICILE.	JOUR et heure DU DÉCÈS.	OBSERVATIONS.
KLÉBERT (Joséphine)	»	célibataire. . . .	rue de l'Arsenal , 66	17 sept. 6 h. du soir.	brûlures profondes, très-étendues, portant sur de nombreuses régions du corps, des membres inférieurs et supérieurs. Apportée expirante, elle n'a pu prononcer une parole après son entrée à l'hôpital.
VAUCLAIR (Marie). .	16 ans	célibataire. . . .	r. de la Basse-Seille, 8	17 sept. 6 h. ³/₄ du soir.	brûlures très-étendues à la face , 2ᵉ degré ; au dos, 3ᵉ degré ; membres supérieurs et inférieurs, 2ᵉ, 3ᵉ et 4ᵉ degrés.
SCHELLE (Barbe) . .	26 ans	célibataire. . . .	rue Saint-Ferroy, 8	17 sept. 8 h. ³/₄ du soir.	brûlures graves des 3ᵉ et 4ᵉ degrés au dos, aux bras et avant-bras, à la cuisse gauche et aux deux jambes.
AUGUSTE (Marie) . .	25 ans	célibataire. . . .	rue du Pontiffroy, 103	18 sept. 4 h. du mat.	brûlures à la face et au dos. 3ᵉ degré ; aux membres supérieurs et inférieurs, 3ᵉ et 4ᵉ degrés ; plaies contuses et brûlures aux pieds.
HOUSSOT (Joséphine)	15 ans	célibataire. . . .	rue de la Baue, 1. .	20 sept. 4 h. du soir.	brûlures graves, très-étendues, 3ᵉ et 4ᵉ degrés, au dos, aux mains, aux cuisses.
BOZON (Marie) . . .	56 ans	fᵉ PETIT (Pierre)	rue Saint-Ferroy, 14	21 sept. 7 h. du soir.	brûlures très-étendues ; au 2ᵉ et 3ᵉ degrés au cou, à la poitrine, au dos, sur le ventre, aux membres supérieurs surtout. Brûlures légères aux membres inférieurs. Traitement mixte.
VATRIN (Marguerite)	46 ans	vᵉ FINOT (Joseph)	rue du Therme , 4 .	22 sept.	brûlures graves ; 4ᵉ degré au dos et au bras gauche ; brûlures légères au bras droit ; aux deux mains brûlures assez graves, et légères aux deux genoux. Traitement oléo-calcaire.

GUERBER (Catherine), âgée de 18 ans, célibataire, rue de l'Arsenal, 128, est une fille forte, bien constituée, d'une santé excellente. Elle est atteinte d'une surdité incomplète et son intelligence est plus développée cependant qu'on ne pourrait s'en douter en voyant l'expression hébétée de son visage et la configuration des os du crâne.

A la face, brûlures 1er et 2e degrés ; à l'oreille gauche, brûlure légère ; à l'oreille droite, brûlure au 3e degré.

Au dos, brûlure au 2e degré, et près de la colonne vertébrale plusieurs plaies faites par des morceaux de verre.

Pendant son travail à l'Arsenal, la jeune Guerber tournait le dos à une fenêtre.

Cette fille est très impressionnable, redoute la douleur, et ne permet que difficilement un examen de ses blessures. Ce n'est que le quatrième ou cinquième jour qu'il a été possible d'extraire, des plaies du dos, des morceaux de verre, et l'un d'eux, que M. le docteur Boyer a pu saisir avec des pinces, avait bien 5 centimètres de long sur 2 centimètres de large.

Au bras, à l'avant-bras et à la main du côté droit, brûlure du 2e degré ; à la partie interne du poignet, brûlure profonde 3e degré. Au bras gauche, brûlure très légère, excepté en arrière où des points limités présentaient des brûlures des 3e et 4e degrés. A la main, brûlure 3e et 4e degrés.

A la région du rein droit, brûlure au 3e degré, de l'étendue de 15 centimètres sur 18.

Le traitement des brûlures pour la jeune Guerber offre des particularités qui sont mentionnées dans le traitement. Elle a pu sortir de Bonsecours, parfaitement guérie, le 31 octobre.

La mère de la jeune Guerber est une des victimes de l'explosion, aussi cette fille, n'ayant que 18 ans, a été reçue à Saint-Nicolas, où ses jeunes frères et sœurs ont été recueillis dès le 18 septembre.

Il ne reste à la nommée Guerber, des accidents du 17 septembre, aucune infirmité ; seulement, au dire de ceux qui l'ont connue auparavant, son intelligence semble encore s'être amoindrie.

DILSCHNEIDER (Catherine), veuve KOPP, âgée de 61 ans, rue de l'Arsenal, 69, porte de nombreuses et profondes brûlures au côté externe de l'avant-bras gauche, de plus une large plaie produite, dit la malade, par une cartouche. Cette malheureuse femme raconte qu'on voulant sortir de l'atelier elle tomba trois fois avant d'être hors du foyer de l'incendie.

A la face et à l'oreille, du côté droit, des brûlures du 2e degré ; du côté gauche, des brûlures profondes du 3e et même du 4e degré ; sur certains points limités, à la face, à l'oreille, au cuir chevelu et au cou, des brûlures au bras, à l'avant-bras et à la main, du côté droit, aux 1er et 2e degrés, quelques points limités au 3e degré.

Au bras gauche, à l'avant-bras et à la main, brûlures plus profondes puisque des lambeaux de muscles se sont détachés, avec les eschares, de la partie interne du bras.

Après la chute de l'eschare, les bords de la plaie ont été constamment recouverts avec un plumasseau de charpie cératé. Ce pansement était tenu en place par l'emplâtre de céruse lui-même qui recouvrait l'avant-bras.

Au 2 novembre, à part quelques points du côté gauche, à la face, à l'oreille et au bras, tout le reste est cicatrisé. Enfin, cette femme, qui avait été souffrante les hivers précédents, qui, au printemps dernier, avait eu une ophthalmie, pouvait se lever, avait repris toutes ses forces. Ses plaies étaient complètement cicatrisées le 15 novembre.

Le dimanche 22 novembre, la femme Kopp désira aller chez elle où sa famille était réunie. Eut-elle froid, fut-elle exposée à d'autres influences fâcheuses, toujours est-il qu'une érysipèle se développa sur la joue gauche et que la plaie se rouvrit.

Le 9 décembre, après l'application nouvelle de l'emplâtre de céruse, la cicatrice est à peu près fermée. De ces diverses lésions, il ne reste à la femme Kopp que l'impossibilité d'étendre complètement le bras gauche; ce qui apportera toujours une grande difficulté dans le travail. Il existe aussi un renversement (ectropion) très-limité du tiers externe de la paupière inférieure de l'œil gauche, par suite de la cicatrisation des brûlures de la face [1].

LAROCHE (Marie), 18 ans, célibataire, demeurant rempart Belle-Isle, 17, est d'un tempérament lymphatique; depuis longtemps elle avait un eczéma de l'oreille gauche. L'intelligence de cette jeune fille est très bornée.

La face offre des brûlures au 1er et au 2e degré; depuis la nuque, les épaules et jusqu'au-dessous des omoplates, les brûlures avaient détruit partout le derme, le tissu cellulaire; les fibres musculaires sont à nu et l'eschare comprend des lambeaux de muscles. Cette plaie a plus de 18 centimètres de largeur sur 14 de hauteur.

Au bras droit, au-dessous de l'attache deltoïdienne, existe une plaie profonde déterminée par un morceau de bois qui a fait à la peau une ouverture de plus de 5 centimètres, et qui a pénétré de bas en haut dans les muscles. Cette plaie a donné une suppuration abondante, et ne s'est cicatrisée complètement que cinq semaines après la catastrophe. Le pansement de cette blessure a consisté en application de linge cératé avec de la charpie imbibée d'eau blanche. L'avant-bras gauche est fortement contusionné, il existe

[1] La femme Kopp est sortie guérie de Bonsecours, le 15 décembre.

une ecchymose très étendue, la main et les doigts offrent des brûlures aux 2e et 3e degrés.

Au membre supérieur gauche, à l'épaule et au bras, brûlures au 2e degré ; à l'avant-bras, quelques points au 3e ; à la partie interne, sur le reste de l'avant-bras et sur la main, brûlure aux 2e et 3e degrés.

Les brûlures ont toutes été pansées avec l'huile siccative, etc.

Aujourd'hui, la nommée Laroche est guérie ; il reste, de la plaie du dos, 1 centimètre de large sur 3 de long dont la cicatrisation n'est pas encore complète. Cette malheureuse fille, à peu près idiote, est enceinte de cinq à six mois [1].

MARCHAL (Léonie), âgée de 36 ans, célibataire, rue des Murs, 19, d'une assez bonne constitution, a une brûlure profonde sus-malléolaire de la jambe gauche, de 8 cent. de largeur sur 6 de hauteur. Elle a reçu une poutre sur la tête, au-dessus du front. On constate une plaie du cuir chevelu de peu d'étendue, et sur le nez une plaie de 3 cent. de longueur.

Le bonnet et les vêtements étaient couverts de sang. Les plaies du cuir chevelu et du nez se sont guéries en peu de jours ; mais il est survenu ensuite une céphalalgie prononcée qui, pendant deux semaines, a résisté à divers moyens thérapeuthiques. Dans les premiers jours d'octobre du trismus s'est montré et ces accidents ont continué jusqu'au 20 octobre ; enfin ils ont cédé à l'opium administré tous les soirs à la dose de 10 centigr. Quant à la brûlure de la jambe, elle est profonde, et ses bords fortement contus.

Elle fut pansée pendant 20 jours avec du liniment oleocalcaire, avec du cérat ; et comme il était difficile au début

[1] La nommée Laroche est sortie complètement guérie, le 20 décembre.

de faire garder le repos à la malade, on était disposé à croire que la marche seule retardait la cicatrisation. Voyant que la plaie suppurait toujours, qu'elle n'avait point bon aspect, on appliqua un emplâtre d'huile siccative pendant 3 jours, puis de l'onguent blanc de céruse. Bientôt il fut évident que la cicatrice marchait à vue d'œil, et cette fille voulut absolument quitter l'hôpital le 31 octobre.

Depuis sa rentrée chez elle je l'ai vue, la cicatrisation continuait à gagner.

SIMON (Marie), 28 ans, célibataire, demeurant rue de la Basse-Seille, 42, a une contusion violente du bras gauche, au côté externe, et au niveau de l'attache deltoïdienne. Cette contusion a déterminé un gonflement du périoste. La nommée Simon ne peut mouvoir le bras, elle éprouve des douleurs vives.

Des cataplasmes arrosés d'eau blanche, des bains, des vantouses scarifiées, des frictions avec pommade mercurielle belladonnée ont amené la guérison en moins de 40 jours. Il ne restait qu'un peu de gêne dans les mouvements, lorsque, le 24 octobre, cette fille est sortie de l'hôpital. Aujourd'hui 11 décembre la guérison est complète.

Symptômes. — Pronostic.

Les symptômes généraux et locaux sont en rapport, très généralement, avec l'étendue et la gravité des brûlures. Si la brûlure est légère et circonscrite, il n'y a pas de réaction sur l'économie ; si au contraire elle est profonde et étendue, il se développe de la fièvre ; le pouls s'élève, la circulation s'accélère, la face se colore, et si la douleur est très intense, la fièvre augmente ; il y a une soif ardente, un sentiment de chaleur intérieure et quelquefois du délire.

Certaines de nos malheureuses femmes brûlées avaient été sous l'empire d'une telle terreur qu'elles étaient tombées dans un affaissement profond ; le pouls était faible et très fréquent, la respiration lente et pénible, la peau pâle et couverte d'une sueur froide, et le facies portait l'empreinte d'une profonde stupeur.

Alors il fallait éveiller l'attention des malades pour obtenir une réponse à une question faite, et parfois cette réponse se faisait attendre, ou était incohérente et inintelligible. Souvent à la stupeur succédait de l'agitation, et alors la patiente faisait entendre continuellement des soupirs plaintifs ou des cris déchirants.

Outre cette soif inextinguible accusée par tant de ces infortunées, il existait aussi des vomissements ; et j'aurai à insister sur ce symptôme qui, du reste, a été signalé par les auteurs. Parmi les femmes qui ont succombé dans la salle Sainte-Élisabeth, il en est une qui, dès la première nuit, a été prise de vomissements fréquents, vomissements qui se sont continués jusqu'à la mort arrivée le quatrième jour.

Une autre de mes malades n'ayant qu'une brûlure très-limitée au bas de la jambe, a eu cependant du trismus qui a duré 8 à 10 jours, et a cédé enfin à une médication opiacée.

Je ne parlerai point des complications locales qui peuvent venir encore aggraver l'état des blessées. Parmi les femmes admises dans mon service, je n'ai eu à constater, pendant le cours de la cicatrisation des brûlures, ni érysipèle, ni plegmon, ni nécrose, etc.

Le symptôme douleur a une grande importance dans les brûlures : la douleur est souvent l'effet de la commotion nerveuse, comme elle peut être aussi l'indice de lésions graves.

Dupuytren établit que « la douleur immédiate et toujours
» vive qui accompagne l'action d'une chaleur concentrée
» sur les parties animales, peut être portée à un tel degré
» d'intensité que la mort en soit le résultat instantané. Le
» système nerveux encéphalique est alors le siége d'une
» violente irritation. On observe la plupart des phénomènes
» de congestion et d'engorgement de presque tous les organes
» des grandes cavités. Cette transmission si prompte a lieu
» surtout chez les enfants et les femmes nerveuses, plus
» rarement chez les adultes, et presque jamais chez les
» vieillards. Elle ne peut être attribuée ni à l'inflammation,
» ni à une autre maladie que la brûlure aurait pu aggraver :
» c'est une mort par excès de douleur [1]. »

Puisque je parle du symptôme douleur que je viens
d'indiquer comme cause de mort rapide, d'après Dupuytren,
je vais aussi indiquer une opinion qui en diffère singulièrement.

M. le docteur Baraduc, dans un travail publié en 1862,
où il traite des causes de la mort à la suite des brûlures
superficielles et des moyens de l'éviter, établit que, suivant
lui, « la cause de la mort était, bien certainement, due à la
» perte du sérum, à l'insuffisance du sang dans sa quantité
» et à l'altération de ce liquide dans sa fluidité [2], » qu'il faut
recourir aux moyens qu'il indique (bains prolongés, affusion
d'eau de 10 à 12 degrés, boissons d'eau alcaline, injections),
et qui lui ont donné, dans deux circonstances entièrement
désespérées, un résultat complètement satisfaisant.

Les causes de la mort rapide qui a frappé un si grand
nombre de nos brûlées me paraissent nombreuses et com-
plexes. Il est difficile de dire celle qui eut, pour chaque

[1] Dupuytren ; *Leçons orales,* p. 434.
[2] Baraduc. Broch., Paris, 1862, p. 44.

blessée, l'action la plus directe C'est, du reste, une question qui demande encore, pour être élucidée, de nouvelles observations.

Je ne pouvais oublier ce que Sabatier rapporte dans sa *Médecine opératoire* : « Lors de l'explosion de la poudrière » de Grenelle, plus de la moitié des blessés périt en trois ou » quatre jours. La moitié de ceux qui restaient mourut les » trois ou quatre jours suivants ; de sorte qu'en fort peu de » temps, le nombre de ceux qui avaient échappé se trouva » extrêmement réduit : ils furent malades pendant longtemps, » et quelques-uns n'ont guéri qu'au bout d'un an [1]. »

L'étendue, le degré, le siége de la brûlure ; l'âge, la constitution du sujet sont autant d'éléments qui influent, avec le traitement, sur la suite de ces graves lésions. Aussi est-il difficile d'en établir le pronostic et d'en prévoir tous les résultats.

Traitement.

« Il n'est peut-être, disent avec raison les auteurs du » *Compendium de chirurgie pratique*, aucune affection » chirurgicale contre laquelle on ait employé un plus grand » nombre de remèdes, et, chose singulière, chacun de ces » remèdes est soutenu avec une conviction profonde, par » ceux qui les conseillent, et préconisé comme le seul et » véritable spécifique [2]. »

Le traitement de toute maladie qui compte des moyens thérapeuthiques nombreux et variés, demande bien évidemment encore de nouvelles expérimentations. Je savais que depuis plusieurs années un traitement particulier était

[1] Sabatier ; *Médecine opératoire*, p. 474 ; tom. I.
[2] *Compendium de chirurgie pratique*, art. brûlure, p. 294.

employé à Ars-sur-Moselle, contre les brûlures, et que mon
estimable confrère, M. le docteur Gilbrin, en avait obtenu
de bons effets [1]. Confiant dans la sagacité de ce praticien

[1]   Mon cher confrère,

Conformément à votre désir, j'ai l'honneur de vous adresser l'énumé-
ration des personnes atteintes de brûlures qui ont été, à ma connaissance,
pansées au moyen de l'huile siccative noire et du blanc de céruse. Tous
ces malades ont été guéris *plus rapidement* que cela n'a lieu ordinairement pour les brûlures, et la cicatrice est belle et régulière. Chez un seul,
la marche de la cicatrisation a été plus lente ; mais ce blessé qui, du reste,
avait des brûlures fort graves (du 1er au 5e degré inclusivement), avait été
pansé par moi dans les premiers temps avec le liniment calcaire, parce
que je ne connaissais pas encore le pansement de M. Hoffmann.

Un certain nombre de ces malades ont été pansés par M. Hoffman, à une
époque où je ne connaissais pas encore son traitement ; mais les individus guéris m'ont été montrés, j'ai pu constater la beauté de la cicatrice,
après quoi j'ai employé moi-même le même mode de pansement avec le
même succès; je dois ajouter que j'ai demandé tout d'abord à M. Hoffmann
si l'emploi du plomb n'avait jamais déterminé d'accident. Malgré l'assurance qu'il m'a donnée que jamais il ne s'en était produit, j'ai porté mon
attention de ce côté chez les malades que je pansais par ce procédé, et
bien que chez quelques-uns la brûlure fût très étendue, jamais je n'ai
observé chez aucun le moindre accident saturnin.

1re Catégorie. — Individus ayant été pansés par M. Hoffmann, et que
j'ai vus après leur guérison.

(N'ayant pas pris les observations de ces malades, non plus que de ceux
de la 2e catégorie, je ne puis que vous dire de mémoire ce qu'était à peu
près la brûlure).

Cunin (Eugénie), 3 ans. Brûlure au ventre (1er et 2e degrés). Étendue
de deux fois la largeur de la main.

Garnier, homme adulte. Brûlure à l'avant-bras.

Lux (Rosalie), 14 ans. Brûlure à la tête et à un pied.

Lernould (Fanny), 20 mois. Brûlure à la main (1er, 2e et 3e degrés).

Beaucourt (Adolphe). Brûlure à la main (1er, 2e et 3e degrés).

Chez ces 5 malades, j'ai indiqué les degrés d'après les renseignements que m'a communiqués M. Hoffmann.

2e Catégorie. — Blessés ayant été pansés par moi, avec l'assistance
de M. Hoffmann.

Prudon, homme de 55 ans environ, ayant marché dans de la crasse

distingué, je résolus de profiter des circonstances exceptionnelles dans lesquelles nous nous trouvions pour accepter l'offre de mon confrère, et expérimenter dans les salles de Bonsecours ce mode nouveau de traitement. Je n'ignorais

de haut-fourneau en fusion, a été atteint de brûlure des deux pieds (aux 4e et 5e degrés); et des deux jambes, dont l'une jusqu'au-dessus du genou (aux 1er, 2e, 3e et 4e degrés). Le pansement a d'abord été fait au liniment calcaire, puis à l'huile siccative et au blanc de céruse. La cicatrice est très-belle et solide.

ALT (Christian), 10 mois. Brûlure au pied (1er et 2e degrés).

X***, garçon boucher, âgé d'environ 24 ans. Brûlure à une main (1er, 2e et 3e degrés) déterminée par de la poix bouillante (en marquant des moutons). Guérison en 8 jours, belle cicatrice.

FRÉCOT, petite fille de 1 an. Brûlure d'une moitié de la circonférence de la jambe dans toute la longueur, et d'un pied (1er, 2e et 3e degrés). Belle cicatrice en 10 jours.

PONTASSE, fille, 16 mois. Brûlure aux deux avant-bras et aux deux mains (1er, 2e, et 3e degrés). Guérison en 12 jours.

BÉRUS, garçon, 18 ans. Brûlure au pied (3e degré) dans l'étendue d'un décimètre carré. Guérison en 12 jours.

SCHELL, fils, 13 ans. Brûlure multiple à la face, au cou, à la poitrine et à une épaule (1er, 2e et 3e degrés). Guérison en 15 jours.

COLLIGNON (Eugénie), 16 ans. Brûlure aux deux pieds (3e degré) par de l'acide sulfurique du commerce. Guérison en 12 jours.

HALFLER, enfant de 2 ans, demeurant à Jouy. Brûlure au ventre, moitié de l'étendue du ventre et aux deux jambes (2e degré). Guérison en 15 jours.

VÉRY (Ambroise). Brûlure à la cuisse (2e degré).

BOLHAYE, fille, 15 mois, à Jouy. Brûlure à la face, aux mains, aux pieds.

LEMOINE, 55 ans environ, d'Ancy. Brûlé à la gare d'Ars par la rupture d'une bombone d'acide sulfurique, toute la longueur de la jambe, demi-circonférence postérieure, et à la main (2e et 3e degrés). Guéri en 3 semaines.

Veuillez agréer, mon cher confrère, l'assurance de mon respectueux dévouement.

Tout à vous,

GILBRIN.

pas non plus que les employés et ouvriers de *tous* les établissements métallurgiques de cette cité naissante, recouraient volontiers à cette médication nouvelle. J'ai ouï dire que cette assertion est contestée, mais je tiens pour certain qu'elle est incontestable.

M. Hoffmann, vernisseur dans les usines Karcher et Westermann, d'Ars, eut, il y a seize ans déjà, à se féliciter d'avoir employé sur lui-même son vernis fort ou huile siccative. S'étant brûlé aux deux mains il eut la pensée de les plonger dans un bassin contenant son vernis fort, et il en éprouva un tel soulagement qu'il conseilla le même moyen à d'autres blessés. Les effets en furent si favorables, que M. Hoffmann, autorisé par cet heureux essai, vint depuis lors en aide aux malheureux brûlés qui sont toujours si nombreux dans les forges, en faisant avec adresse les pansements, et avec intelligence l'application de ce remède employé empiriquement. Ayant appris que l'emplâtre de céruse de Hollande favorisait la cicatrisation des plaies, il s'en servit avec grand succès : de là la méthode de traitement que nous allons exposer.

Toutes les fois qu'un praticien veut employer un moyen nouveau de la matière médicale dans le traitement d'une maladie, il doit s'assurer que la nature, la composition chimique et l'application de ce médicament répondent aux indications thérapeutiques ; ces indications principales dans les brûlures sont de combattre la douleur, l'inflammation, la suppuration, qui, dans ces lésions d'une grande étendue, sont portées à un degré extrême. Dans la composition de l'huile siccative ou onguent contre les brûlures de M. Hoffmann, il entre du sulfate de zinc, de la litharge pulvérisée, du peroxyde de manganèse, quelques oignons et de l'huile de lin.

La préparation de cet onguent a été faite sous les yeux de

M. Pont, pharmacien de Bonsecours ; cet habile chimiste en a suivi avec soin tous les détails.

Moi-même, avant de faire usage du médicament, j'assistai à cette longue et minutieuse opération chimique ; alors bien éclairé, et en parfaite connaissance de ce moyen thérapeuthique, je crus devoir en prescrire l'usage dans mon service.

Le procédé chimique suivi par M. Hoffmann, quoique d'une grande importance dans le résultat, ne peut cependant être décrit ; cette préparation servant dans l'industrie, l'auteur tient à en conserver le secret. Le médecin ne doit jamais user, pour ses malades, d'un remède inconnu, et la responsabilité médicale lui fait une loi de pouvoir apprécier à l'avance les effets du médicament qu'il emploie. M. Hoffmann l'a compris ; aussi se confiant dans l'honnêteté du pharmacien et du médecin, il leur a livré la formule d'une préparation à laquelle il attache une grande importance. M. Pont et moi nous respecterons son secret.

L'absorption s'opère à la surface des plaies, à la surface des ulcères, ou dans la profondeur même des tissus, lorsqu'on y fait parvenir des substances liquides, ou des substances solides mais solubles. En général, la rapidité de l'absorption dépend de la vascularité plus ou moins grande du tissu [1].

Au contraire, l'huile siccative, par son application sur une brûlure, agit comme les médicaments astringents. En déterminant l'astriction des vaisseaux capillaires, en diminuant leur volume, elle empêche l'afflux du sang à la surface de la plaie, diminue l'inflammation et la faculté d'absorption. Les pansements étant renouvelés avec soin et précaution, on diminue aussi singulièrement la douleur. Pour arriver à ce résultat si désirable, on étend à l'avance sur un morceau de

[1] Art. *Absorption*, par Béclard, p. 229, *Dictionnaire encyclopédique*.

linge, qui répond par sa forme à la dimension de la brûlure que l'on veut couvrir, une couche d'huile siccative de plusieurs millimètres d'épaisseur. Si la brûlure est très-vaste, qu'elle ait frappé un membre dans toute son étendue, par exemple, on veille à ce que la plaie étant découverte, on puisse y appliquer immédiatement l'emplâtre siccatif. On entoure ensuite avec du papier bien collé les linges enduits d'huile siccative pour empêcher celle-ci de couler, et pour former une espèce de *pansement par occlusion :* alors l'air ne peut agir sur la plaie et produire des douleurs.

Ce pansement a besoin d'être renouvelé souvent au début, toutes les fois que le malade ressent une chaleur douloureuse sous l'emplâtre. Si on tardait à le renouveler, des douleurs vives surviendraient ; mais, chose admirable, à peine remplacé, toute douleur cesse, le malade accuse du bien-être et réclame lui-même le renouvellement du pansement, loin de le redouter, comme il arrive si souvent avec les autres modes de médication externe des brûlures.

Aussitôt que la suppuration s'établit, ce qui arrive ordinairement vers le troisième jour, on fait alors cesser l'usage de l'emplâtre siccatif ; on recourt à celui de céruse de Hollande. Cet emplâtre, qui a pour base le carbonate de plomb, se prête peu à l'absorption.

Toutefois, le moment où il faudra cesser l'usage de l'huile siccative ne peut être déterminé ; il varie suivant l'idiosyncrasie du sujet. Dans certains cas on cesse dès le deuxième jour, suivant la gravité de la brûlure, la constitution du malade ; souvent aussi on est obligé de le continuer pendant quatre et même cinq jours.

Quand on applique l'emplâtre de céruse, les mêmes précautions sont à prendre pour éviter que la plaie soit longtemps exposée au contact de l'air. Son application doit être continuée jusqu'à complète cicatrisation. Ordinairement cependant, si la plaie s'enflammait, si elle devenait très-douloureuse, si les bourgeons charnus étaient proéminents, on devrait recourir de nouveau à l'application de l'huile siccative, pour revenir ensuite à l'emplâtre de blanc de céruse.

Avec cette médication, le chirurgien n'est jamais obligé de réprimer les bourgeons charnus par la cautérisation au nitrate d'argent, pour hâter la cicatrisation. C'est une cause de douleur épargnée au malade.

Avant de recourir au traitement suivi à Ars-sur-Moselle, j'ai dû, comme je l'ai dit, m'assurer de la nature du médicament : sa composition chimique, son application, son action répondaient aux indications thérapeutiques.

Bien évidemment l'huile siccative, par la litharge ou protoxyde de plomb, par le sulfate de zinc, par le peroxyde de manganèse, ne peut avoir qu'une action astringente ou modifier utilement les tissus atteints par les brûlures, à quelque degré que soient ces brûlures. Je ne vais point, pour chacune des substances qui composent ce médicament, entrer dans des appréciations spéciales ; cela serait oiseux, et tous les esprits sérieux, non prévenus, qui ont suivi l'application de ce moyen thérapeuthique, en connaissent bien actuellement le mode d'action ; sa composition chimique l'indique, du reste, suffisamment.

Une des plus pressantes indications à remplir dans le traitement des brûlures est de calmer la douleur. « Les » brûlures sont, dit M. Payen, chirurgien en chef de l'hôpital » d'Aix, plus graves chez les enfants que chez les adultes, » toutes choses égales d'ailleurs, et cette gravité plus » marquée tient à ce que l'organisation est trop faible pour » résister aux vives douleurs qui d'ordinaire accompagnent » les brûlures. Calmer la douleur est donc le point essentiel » dans les brûlures chez les enfants. [1] »

[1] Payen, *Annales de la chirurgie française et étrangère*, t. VI, p. 349.

Les auteurs, les praticiens établissent que les femmes, comme les enfants, qui ressentent vivement les douleurs, sont moins propres que les hommes adultes et les vieillards à lutter contre les accidents primitifs. Il importait donc de savoir si ce nouveau traitement pouvait donner cet important résultat. Les affirmations de M. le docteur Gilbrin m'avaient rassuré à ce sujet, et les faits sont venus confirmer pleinement mes espérances. En effet, il ne faut pas oublier le précepte donné par Bégin, et du reste par tous les auteurs, quand il dit : « Les pansements des brûlures » étendues et suppurantes doivent être faits avec une célé- » rité et une légèreté extrêmes. La longue impression de » l'air sur les parties dépouillées leur serait nuisible, et les » tiraillements et les douleurs inséparables de contacts » rudes et de manœuvres non méthodiques, prolongeraient » le malaise, la fièvre et tous les accidents sympathiques » de la maladie locale. [1] »

Si, se conformant à ces préceptes, on applique l'huile siccative et l'emplâtre de céruse, préalablement étendus sur un linge de même dimension que celui qu'on enlève, la douleur est peu marquée ; il me sera possible d'en donner des preuves irrécusables.

Si, par des applications successives de ce médicament astringent sur les brûlures, on attend que la suppuration s'établisse, il est bien évident que, suivant le degré de la brûlure, suivant la constitution du sujet, on devra en continuer plus ou moins longtemps l'emploi.

Si la brûlure est au 1er et au 2e degré, si le sujet est jeune et robuste, on cesse l'application de l'huile siccative dès le deuxième ou troisième jour, et par l'application de la céruse de Hollande on guérit son malade en peu de jours.

[1] *Dictionnaire de médecine,* tome IV, page 311.

Si la suppuration tarde à s'établir, parce que l'eschare ne se détache pas, parce que l'action vitale du sujet est peu énergique, il faudra continuer, pendant cinq, six et même sept jours l'usage de l'huile siccative avant de panser avec la céruse.

Si, même après avoir employé l'emplâtre de céruse de Hollande pendant plusieurs jours, on s'aperçoit que l'eschare ne se détache pas, que les parties de la brûlure qui suppurent ne sont point d'un aspect satisfaisant pour l'œil du chirurgien ; si la plaie n'est point vermeille, ne pas hésiter à revenir à l'huile siccative. Peu de jours après, la plaie sera heureusement modifiée et on devra recourir à l'emplâtre de céruse pour continuer jusqu'à complète cicatrisation.

Il n'est pas nécessaire de dire que, lors des pansements, si les eschares se détachent par portions, on les enlèvera avec soin.

Lorsque le pansement est renouvelé, il est inutile de laver la plaie avec de l'eau de guimauve ; j'ai même toujours remarqué que ces lotions sont plutôt nuisibles qu'utiles pour la cicatrisation des plaies ; il suffit dans ce cas de passer légèrement sur les bords de la brûlure un linge fin ou une éponge douce, soit pour enlever le peu de suppuration qui existe, soit pour enlever le médicament qui reste inhérent à la peau du pourtour de la plaie.

Je viens de parler du peu de suppuration qui existe, et je comprends que les médecins qui n'ont pas vu appliquer cette méthode de traitement soient surpris de m'entendre me servir d'une semblable expression. Effectivement, chacun sait qu'une suppuration abondante se produit après les brûlures, que cette suppuration abondante affaiblit et mine les forces des malades, et que souvent elle mène lentement au terme fatal, à la mort, après des souffrances longues et pénibles.

Tous les médecins, et ils sont assez nombreux, qui ont voulu suivre l'application du traitement prescrit dans mon service, reconnaissent que la suppuration est singulièrement diminuée par ce mode de pansement, surtout si on compare ses résultats à ceux obtenus soit par les pansements avec le liniment oléo-calcaire, avec le cérat, avec le coton, etc.

Un fait bien constant aussi, c'est que les malades pansés par cette méthode de traitement n'ont pas cette odeur de suppuration qui impressionne péniblement l'odorat de tous ceux qui les approchent et qui est si nuisible pour les malheureux brûlés.

Des médecins, sans se rendre bien compte des effets probables du traitement que je viens d'exposer, ont laissé entrevoir des craintes qui, je le démontrerai, étaient peu fondées. Il est à regretter qu'ils n'aient point cru devoir continuer à visiter les malades de la salle Sainte-Élisabeth, comme leur en donnaient l'exemple de nombreux confrères dont l'âge, l'expérience, la position médicale, la science, l'honorabilité sont bien connus.

Ils auraient dû savoir que les craintes d'empoisonnement par l'emplâtre du blanc de céruse, appliqué sur de larges surfaces, ne sont pas à craindre autant qu'ils se sont plu à le dire.

Dans son excellent *Traité d'hygiène générale,* le docteur Adolphe Motard rapporte que « M. Duchesne dit avoir vu » l'eau de Goulard, employée sur une brûlure, produire la » colique. Le docteur Tauffier annonce que de pareils » accidents ont été déterminés par l'usage de bandelettes de » diachylon gommé ; dans ce cas, le malade avait consommé, » en onze semaines, 44 pieds carrés de sparadrap. Il semble » que l'introduction du plomb au sein des organes réclame » un temps défini, et cette sorte d'*incubation* rapprocherait

» alors l'empoisonnement saturnin des maladies qui sont le
» résultat d'un empoisonnement miasmatique [1]. »

Il importe ici seulement de bien établir la différence
d'absorption et, par là même, d'innocuité qui existe dans
l'emploi de l'eau de Goulard, composée de sous-acétate de
plomb à l'état liquide, et dans celui de l'emplâtre de céruse
qui a pour base une préparation de plomb solide et insoluble.

Mérat et Delens, dans leur *Dictionnaire universel de matière médicale et de thérapeuthique générale,* rapportent que
Dioscoride parle de l'emploi à l'extérieur du magistère de
plomb. Ils ajoutent qu'on s'en est servi comme dessicatif et
astringent, pour favoriser la cicatrisation des ulcères, même
cancéreux, réprimer les excroissances, etc., etc. [2]

Les pharmacopées anciennes indiquent que l'onguent
blanc Rhasis était souvent employé. Baumé, dans ses
Éléments de pharmacie, dit, en parlant des *vertus* de ce
médicament : *il dessèche les plaies et les brûlures* [3] ; il en
donne la composition chimique qui diffère peu de la composition du blanc de Hollande. Le premier contient de
l'axonge et de l'huile d'olive avec du carbonate de plomb ;
le second de l'huile d'œillet avec du carbonate de plomb.

Morelot [4], Virey [5] et Soubeyran [6] donnent aussi, comme
tous les ouvrages anciens de pharmacie, la formule d'un
onguent avec le carbonate de plomb.

Je pourrais, par des citations nombreuses tirées des
ouvrages des anciens auteurs de chirurgie et de matière
médicale, comme Samuel Cooper, Thomson, Cullen, Sabatier,

1 Motard ; *Traité d'hygiène générale,* tome II, p. 443. Paris, 1869.
2 Tome V, page 379.
3 Baumé, 4ᵉ édition. Paris, 1777 ; page 790.
4 Morelot. 1814. *Cours élémentaire théorique et pratique,* t. II, p. 355.
5 Virey. 1819. *Traité de pharmacie,* p. 101.
6 Soubeyran. 1840 ; page 460.

Alibert, etc., donner la preuve que les préparations de plomb sont employées depuis nombre d'années contre les brûlures. Vidal de Cassis lui-même, en parlant de l'emploi contre la brûlure, du meilleur topique qui est, suivant lui, le cérat opiacé ou saturnisé, dit que *les accidents d'empoisonnement sont plus rares qu'on ne pense.*

Il est actuellement incontestable que l'application, sur de larges brûlures, de l'emplâtre de céruse, a pu être faite sur deux jeunes filles de 18 ans, pendant un mois pour l'une et pendant deux mois pour l'autre, sans déterminer le moindre accident saturnin.

La plus âgée de toutes les victimes de l'explosion, aujourd'hui entièrement guérie, la veuve Kopp, a pu, pendant deux mois, suivre ce traitement avec la même innocuïté.

Parmi les malades qui ont succombé dans mon service, il en est une qui eut des vomissements dès la première nuit, vomissements qui ont persisté jusqu'à sa mort.

Cette femme a été, du 18 au 21 septembre, soumise à un traitement mixte ; c'est-à-dire que tout un côté a été pansé avec le liniment oléo-calcaire et le coton, et que sur l'autre côté on a employé le procédé Hoffmann. Cette malade avait sur l'abdomen une vaste brûlure aux 2e et 3e degrés.

Comme les vomissements étaient incessants dès la première nuit, et que le traitement nouveau n'a été commencé que le 18, on ne devait donc pas penser que les vomissements étaient dûs à cette médication. Pour pouvoir au besoin convaincre les incrédules, j'ai fait l'autopsie de cette femme ; j'ai enlevé le foie, et l'analyse chimique n'a donné que des résultats négatifs[1] : il n'y avait jamais eu, du reste, le moindre symptôme d'accident saturnin.

---

[1] *Analyse du foie d'une malade soumise dans le service de M. le docteur Warin, au traitement de M. Hoffmann.*

M. le docteur Warin me remit, le 22 septembre 1868, la moitié d'un foie à

Je suis loin de me plaindre des critiques qui ont été faites, puisqu'elles m'ont fourni l'occasion de demander à M. Pont, pharmacien de Bonsecours, l'analyse chimique des urines de nos malades pendant toute la durée du traitement.

Le résultat en a été constamment négatif, et les réactifs ne décèlent pas la moindre trace de plomb [2].

analyser. D'après ses indications, j'avais seulement à rechercher si ce foie contenait ou non du plomb.

Orfila, dans son *Traité de Toxicologie,* dit pour les recherches du plomb dans les organes :

« Il ne faut ni incinérer les organes coupés en morceaux, ni les carboniser par l'acide azotique ; car les cendres ou le charbon obtenus, traités par l'acide azotique affaibli, céderaient à celui-ci une portion ou la totalité du plomb qu'ils renferment naturellement, tandis qu'on n'a pas cela à craindre si l'on ne carbonise que le décoctum aqueux et légèrement acidulé de ces mêmes organes. »

Je renonçai donc à l'incinération du foie que je me proposais d'abord de faire, et je suivis textuellement le procédé décrit par Orfila.

J'ai coupé le foie en petits morceaux et je l'ai fait bouillir pendant une heure et demie dans une capsule de porcelaine, avec de l'eau distillée légèrement acidulée par de l'acide acétique pur. J'ai passé le liquide, je l'ai filtré et je l'ai fait évaporer jusqu'à siccité. J'ai carbonisé cet extrait par l'acide azotique pur. Le charbon desséché et pulvérisé a été traité à chaud par l'acide azotique affaibli. Après une ébullition de dix minutes, j'ai filtré le liquide que j'ai évaporé à siccité. Enfin, j'ai dissous le résidu dans l'eau distillée. Ce soluté traité par l'acide sulfydrique et l'iodure de potassium ne m'a donné aucune réaction.

Je conclus donc que ce foie ne contient pas de plomb.

[2] *Analyse d'urines provenant de malades soumises dans le service de M. le docteur Warin, au traitement de M. Hoffmann.*

Du 20 septembre au 10 novembre, M. le docteur Warin m'a fait remettre 25 échantillons d'urine provenant de malades soumises dans son service au traitement de M. Hoffmann.

J'ai d'abord procédé à la recherche de l'albumine. A cet effet, pour chaque échantillon, j'ai fait chauffer une partie du liquide dans un tube jusqu'à l'ébullition, et j'en ai traité une autre partie par l'acide azotique ;

Du reste, la santé générale des femmes blessées soumises à ce procédé, l'absence complète des signes d'un empoisonnment saturnin, un appétit constant et soutenu, m'indiquaient suffisamment que je pouvais, en toute sûreté, continuer la médication suivie. N'avais-je pas surtout l'expérience des faits cités par mon confrère, M. Gilbrin, pour m'encourager à persister dans mon expérimentation?

Lorsque je me décidai à la tenter, je cherchai à me placer dans les conditions les plus favorables, afin de pouvoir comparer les résultats de ce traitement avec l'usage du liniment oléo-calcaire. Ainsi je choisis certaines malades sur lesquelles je pansai le côté gauche avec la méthode nouvelle, et le côté droit avec le liniment oléo-calcaire ; d'autres furent soumises exclusivement à l'un ou à l'autre des deux traitements.

La mort des sept malades de mon service est arrivée si promptement après l'explosion, que bien évidemment la médication suivie ne pouvait pas encore avoir une action manifeste sur des lésions aussi graves.

Quant aux trois malades soumises à la nouvelle médication, il y en avait une, la fille Guerber, dont la main et le bras droits avaient été pansés avec l'huile siccative et le

les résultats ont toujours été négatifs. Ces urines ne contenaient donc par d'albumine.

J'avais encore à constater si ces urines contenaient ou non du plomb. Pour ces recherches, j'ai suivi le procédé que donne Orfila dans son *Traité de Toxicologie.*

J'ai fait évaporer l'urine en consistance d'extrait sec, et j'ai carbonisé ce produit par l'acide azotique pur; j'ai repris le charbon bien pulvérisé pas l'acide azotique affaibli ; après dix minutes d'ébullition, j'ai filtré le liquide et je l'ai fait évaporer à siccité pour chasser l'excès d'acide. Enfin, j'ai dissous ce résidu dans l'eau distillée et j'ai traité cette liqueur par l'acide sulfydrique et l'iodure de potassium. Les résultats ayant été négatifs dans tous les cas, j'en ai conclu que ces urines ne contenaient pas de plomb.

blanc de Hollande, tandis que la main et le bras gauches étaient enveloppés de coton après avoir été enduits du liniment oléo-calcaire.

Un fait certain, et qui a été constaté par tous les médecins qui voulaient bien venir dans la salle Sainte-Élisabeth, c'est que cette fille redoutait le renouvellement de chaque pansement du côté gauche, tandis qu'elle demandait à hauts cris, pendant plusieurs jours, à être pansée exclusivement avec ce qu'elle appelait *le blanc*. Les deux bras et les deux mains de la fille Guerber paraissaient atteints au même degré, et cependant, après dix jours de traitement, la main droite se cicatrisait, tandis que l'autre était rouge, gonflée, brûlante et lui causait de vives douleurs.

Je me décidai enfin, à la satisfaction de cette fille, à faire usage d'abord de l'huile siccative, ensuite de l'emplâtre de céruse sur la main gauche, et dès lors les douleurs cessèrent, et la plaie a marché vite à la cicatrisation.

Je ne me permettrai pas d'avancer, dès aujourd'hui, que les cicatrisations obtenues à la suite de cette médication nouvelle ne le céderont en rien à celles qui suivent le traitement ordinairement prescrit. Le temps seul pourra me faire constater si, comme l'affirme M. le docteur Gilbrin, les cicatrices sont plus régulières, plus nettes et plus solides.

On me pardonnera, j'espère, d'avoir si longuement décrit le mode de procédé à suivre pour mettre en pratique le traitement suivi à Ars-sur-Moselle ; je désirais le faire mieux comprendre et en rendre, à l'avenir, l'application facile. Au début, si les brûlures sont étendues, étant obligé de renouveler le pansement chaque six ou huit heures, il faut, je l'avoue, y consacrer un temps assez long. Mais au bout de huit, dix ou quinze jours, suivant le cas, deux pansements suffisent ; alors le chirurgien ne sera plus retenu que peu d'instants. Du reste, il lui sera facile de se faire suppléer, car une de nos sœurs de Saint-Nicolas, après avoir vu faire les pansements à Bonsecours, soigna avec un succès complet, à l'hospice, sans que j'eusse à faire moi-même un seul pansement, une femme qui avait, au membre inférieur droit, une brûlure étendue au 3e degré.

Disons-le, enfin, pour diminuer les atroces douleurs supportées par les malheureux brûlés, que ne ferait-on pas?

Je n'ai jamais pensé que la médication externe constituât tout le traitement des brûlures. Lorsqu'elles portent sur une large surface et qu'elles sont profondes, elles ont un grand retentissement sur toute l'économie. Le médecin doit nécessairement étudier avec attention les troubles fonctionnels qui peuvent survenir, les complications qui peuvent se présenter, et leur opposer une médication rationnelle.

Chez certains sujets la fièvre qui s'allume à la suite des brûlures est si intense, l'inflammation si vive, qu'il faut recourir parfois à des émissions sanguines, ayant soin de ne jamais oublier ce qu'il faut de force et d'énergie vitales pour arriver à une prompte cicatrisation.

Le feu intérieur, la soif inextinguible qui dévorent les malheureux brûlés doivent encore fixer l'attention du médecin. Que de médicaments échouent contre des symptômes si douloureux et si pénibles!

Calmer les douleurs est peut-être l'indication la plus importante à remplir; aussi emploie-t-on généralement la série des calmants sans cependant être certain d'y parvenir.

Avec le traitement que j'ai suivi, les douleurs ont été si peu prononcées que, pour toutes mes malades, je n'ai dû recourir à aucune préparation narcotique, si ce n'est à la classique potion calmante, excepté cependant pour combattre le trismus.

N'aurais-je obtenu que ce résultat que j'aurais encore droit de m'en féliciter; mais il est bien évident aussi que la suppuration fut beaucoup moins abondante que par toute autre médication, et que les malades n'eurent pas à supporter une si grande déperdition de forces, par là même plus de chances de guérison. Enfin, je dois ajouter que cette odeur de pus qui fatigue et incommode les malades et ceux qui les approchent, était peu marquée près de mes blessées. Je ferai remarquer encore ce point très-important que le pansement n'est pas douloureux, l'emplâtre d'huile siccative et celui d'onguent de céruse se détachant avec une telle facilité que, si on se hâte de recouvrir la plaie avec de nouveaux emplâtres tout préparés, le blessé n'éprouve que très-peu de douleur.

Si, dans cette relation des secours donnés à l'hôpital Bonsecours aux malheureuses victimes de l'explosion de l'Arsenal, j'ai insisté sur l'expérimentation d'un nouveau moyen thérapeuthique qu'il m'a paru utile de tenter, c'est que je sais, Messieurs, tout l'intérêt, l'incessante sollicitude que vous portez aux malades soignés dans les hôpitaux dont la surveillance est confiée à votre zèle éclairé et à votre parfait dévouement.

WARIN.

Metz, le 11 décembre 1868.